"Gestión Estratégica de la Calidad en Salud: Claves para el Éxito en la Alta Dirección"

DR. HÉCTOR FRANCISCO AYALA VALLE

DEDICATORIA

Dedico este libro al Creador de todas las cosas por colmarme de habilidades que aun voy descubriendo, a mi familia quienes me brindan su incondicional apoyo, siempre. También, se lo dedico a todos quienes puedan valorar su contenido y quieran sentar las bases de la importancia de los Sistemas de Gestión de Calidad en Salud y causar verdaderos cambios.

A todos los pacientes que se beneficiarán de esto...

CONTENIDO

AGRADECIMIENTOS

Gracias a mi familia Héctor, Irma, Karen, Kenia, Jonathan, Ariana por inspirarme y ayudarme a convertirme en el hombre que soy ahora.

Gracias a mis amigos y compañeros por apoyarme y creer en mi.

Gracias a ti, que estás leyendo esto.

CAPÍTULO 1: ESTÁNDARES Y NORMATIVAS.

Los estándares de calidad en salud son fundamentales para garantizar que las instituciones sanitarias ofrezcan servicios seguros, eficaces y centrados en el paciente. Estos estándares proporcionan un marco de referencia para el desempeño organizacional y la seguridad del paciente, y se basan en la experiencia acumulada y la evidencia científica. En un entorno en constante evolución, los estándares aseguran que los procesos y prácticas se mantengan alineados con los mejores intereses de los pacientes y la eficiencia organizacional.

En México, la calidad en la atención sanitaria es un aspecto crítico para garantizar el bienestar de la población y la eficacia del sistema de salud. Los estándares de calidad en salud establecen un marco para la práctica clínica y administrativa, asegurando que los servicios de salud sean seguros, eficaces y centrados en el paciente. Estos estándares se derivan de las mejores prácticas internacionales y se adaptan a las particularidades del entorno sanitario mexicano.

Los estándares de calidad en salud pueden ser categorizados en diferentes tipos, como estándares de proceso, resultados y estructura. Los estándares de proceso se enfocan en cómo se deben realizar las actividades y procedimientos, los estándares de resultados se centran en los resultados de los cuidados prestados, y los estándares de estructura se refieren a los recursos y la infraestructura necesarios para proporcionar atención de calidad.

1.1 Regulaciones Gubernamentales y su Impacto

Las regulaciones gubernamentales en el sector salud son esenciales para garantizar un nivel mínimo de calidad y seguridad en la atención. Estas regulaciones varían según el país y pueden incluir leyes, decretos, y directrices emitidas por organismos de salud pública y entidades reguladoras. En muchos países, las regulaciones cubren aspectos como licencias y certificaciones, requisitos de infraestructura, y protocolos de atención.

Por ejemplo, en Estados Unidos, la Joint Commission (JCAHO) y los Centros para Medicare y Medicaid Services (CMS) son organismos clave que establecen y supervisan los estándares de calidad. En la Unión Europea, las Directrices de la Agencia Europea de Medicamentos (EMA) y las normativas locales regulan la calidad y seguridad de los servicios de salud. Las regulaciones gubernamentales no solo definen las expectativas mínimas, sino que también sirven para proteger a los pacientes y mejorar los resultados de salud.

En México, el sistema de salud está regulado por una serie de leyes, normativas y directrices emitidas por diversos organismos gubernamentales y entidades regulatorias. Estas regulaciones son esenciales para garantizar que las instituciones de salud operen dentro de los parámetros legales y ofrezcan una atención de calidad.

Leyes y Regulaciones Clave:
- Ley General de Salud: Esta ley es la principal normativa que regula el sistema de salud en México. Establece los principios básicos de la política de salud, los derechos y obligaciones de los prestadores de servicios y los mecanismos de supervisión y sanción.
- Normas Oficiales Mexicanas (NOM): Las NOM son documentos técnicos que establecen los requisitos mínimos que deben cumplir los prestadores de servicios de salud en áreas específicas, como la atención primaria, la hospitalaria y la prevención de enfermedades.
- Reglamento de la Ley General de Salud en Materia de Prestación de Servicios de Atención Médica: Este reglamento detalla las disposiciones de la Ley General de Salud relacionadas con la organización y funcionamiento de los servicios médicos.

Impacto de las Regulaciones:
Las regulaciones gubernamentales tienen un impacto profundo en la calidad de la atención sanitaria en México. Establecen los estándares mínimos que las instituciones deben cumplir, desde la infraestructura hasta los procedimientos clínicos. El cumplimiento con estas regulaciones es fundamental para obtener y mantener la acreditación y evitar sanciones.

Desafíos y Oportunidades:
- Desafíos: La diversidad y complejidad del sistema de salud mexicano pueden presentar desafíos para la implementación uniforme de las regulaciones. Las diferencias en recursos y capacidades entre instituciones públicas y privadas pueden afectar la equidad en el cumplimiento de los estándares.

- Oportunidades: La actualización constante de las NOM y la creación de nuevas políticas reflejan un compromiso con la mejora continua. Las reformas en el sistema de salud ofrecen oportunidades para fortalecer la regulación y mejorar la calidad de la atención.

El cumplimiento de estas regulaciones es crucial para evitar sanciones y mantener la acreditación, lo que a su vez impacta la reputación y el funcionamiento de las instituciones de salud. Las instituciones deben mantenerse actualizadas con las regulaciones cambiantes y adaptar sus prácticas para cumplir con los requisitos legales y normativos.

1.2 Acreditaciones y Certificaciones de Calidad

Las acreditaciones y certificaciones son mecanismos mediante los cuales las instituciones de salud demuestran que cumplen con ciertos estándares de calidad. Estos procesos suelen ser voluntarios pero altamente recomendados, ya que proporcionan una garantía adicional de que la organización cumple con los requisitos más exigentes.

Las acreditaciones pueden ser otorgadas por organismos nacionales o internacionales. Algunos ejemplos incluyen la acreditación por parte de la Joint Commission International (JCI), la acreditación de la Accreditation Canada, y la acreditación por la National Committee for Quality Assurance (NCQA). Estos organismos revisan exhaustivamente las prácticas y procesos de las instituciones para asegurar que cumplen con los estándares internacionales de calidad.

La certificación puede abarcar diferentes áreas, como la certificación en prácticas de seguridad del paciente, la gestión de la calidad en los procesos clínicos, y la eficiencia operativa. Obtener y mantener estas certificaciones requiere una inversión significativa en tiempo y recursos, pero ofrece una serie de beneficios, como la mejora continua de la calidad, la mayor confianza del paciente y la ventaja competitiva en el mercado.

Las acreditaciones y certificaciones en México ayudan a las instituciones a demostrar que cumplen con los estándares establecidos y a mejorar continuamente sus prácticas.

Principales Acreditaciones y Certificaciones:
- Acreditación por la Comisión Interinstitucional para la Acreditación de Establecimientos de Atención Médica (CIEEA): Esta acreditación es otorgada a hospitales y clínicas que cumplen con estándares de calidad y seguridad en la

atención médica.

- Certificación de la Norma ISO 9001: La norma ISO 9001 establece requisitos para un sistema de gestión de calidad. Su certificación indica que la organización sigue prácticas estandarizadas y orientadas a la mejora continua.

- Certificación en Calidad de la Salud del Consejo de Salubridad General: Este consejo evalúa y certifica a las instituciones de salud en base a criterios específicos de calidad y eficiencia.

Beneficios de la Acreditación:

- Mejora Continua: La acreditación impulsa la implementación de procesos de mejora continua, lo que resulta en una atención más segura y eficaz.

- Confianza del Paciente: Las certificaciones aumentan la confianza de los pacientes al demostrar que la institución cumple con altos estándares de calidad.

- Ventaja Competitiva: Las instituciones acreditadas pueden diferenciarse en el mercado, atraer más pacientes y obtener mejores contratos y colaboraciones.

Proceso de Acreditación:

El proceso de acreditación en México generalmente involucra una evaluación exhaustiva de la institución, incluyendo revisiones de procesos, entrevistas con personal y análisis de resultados. La institución debe preparar documentación detallada y demostrar el cumplimiento con los estándares requeridos.

1.3 Implementación de Directrices y Normativas

Implementar directrices y normativas en una institución de salud requiere un enfoque sistemático y coordinado. La implementación efectiva comienza con una evaluación exhaustiva de las regulaciones y estándares relevantes para la organización. Esto incluye identificar los requisitos específicos aplicables y desarrollar un plan de acción para cumplir con ellos.

El plan de implementación debe incluir varios componentes clave:

- Análisis de brechas: Evaluar las diferencias entre las prácticas actuales y los requisitos establecidos por los estándares y regulaciones.

- Desarrollo de políticas y procedimientos: Crear políticas y procedimientos internos que alineen las prácticas de la organización con los estándares requeridos.

- Capacitación y educación: Formar al personal sobre los nuevos estándares y procedimientos, asegurando que entiendan su papel en el cumplimiento.

- Monitoreo y evaluación: Establecer mecanismos para supervisar la adherencia a las nuevas directrices y evaluar su efectividad.

- Mejora continua: Implementar un ciclo de retroalimentación para realizar ajustes y mejoras según sea necesario.

Es fundamental que la Alta Dirección esté comprometida con el proceso de implementación. El liderazgo juega un papel crucial en la creación de una cultura de cumplimiento y en la asignación de recursos adecuados para garantizar que se cumplan los estándares. La comunicación efectiva con el personal y el monitoreo constante del progreso son esenciales para el éxito de la implementación.

1.4 Casos de Estudio y Ejemplos Prácticos

Analizar casos de estudio y ejemplos prácticos proporciona una visión más clara de cómo los estándares y normativas se aplican en la práctica y los desafíos que pueden surgir. A continuación, se presentan algunos ejemplos de casos exitosos y desafíos comunes:

- Desafíos en la Implementación de Regulaciones Gubernamentales: Una clínica en Mexicali, México enfrentó desafíos para cumplir con las nuevas regulaciones de control de infecciones debido a la falta de recursos y la resistencia al cambio por parte del personal. La organización abordó estos desafíos mediante la implementación de un plan de capacitación intensivo y la adquisición de nuevos equipos de protección. Aunque el proceso fue difícil, la clínica finalmente logró cumplir con las regulaciones y mejorar sus prácticas de control de infecciones.

Estos casos destacan la importancia de la planificación estratégica, el compromiso del liderazgo y la capacitación efectiva para la implementación exitosa de estándares y normativas.

1.5 Conclusión

Los estándares y normativas son piedras angulares en la gestión de calidad en salud. Proporcionan una base sólida para garantizar la seguridad del paciente y la eficacia de los servicios de salud. La comprensión y la implementación de estos estándares no solo son cruciales para cumplir con los requisitos legales, sino también para promover una cultura de excelencia y mejora continua en las instituciones de salud.

Las organizaciones deben mantenerse actualizadas con las regulaciones cambiantes, buscar acreditaciones relevantes y desarrollar e implementar políticas y procedimientos efectivos. Con el compromiso de la alta dirección y una estrategia bien planificada, las instituciones de salud pueden superar los desafíos y lograr un nivel superior de calidad en el cuidado de sus pacientes.

CAPÍTULO 2: EVALUACIÓN Y MONITOREO DE LA CALIDAD.

La evaluación y el monitoreo son componentes esenciales en la gestión de calidad en salud. Estos procesos permiten medir el desempeño, identificar áreas de mejora y asegurar el cumplimiento con los estándares establecidos. La capacidad para evaluar de manera efectiva y monitorear continuamente los servicios de salud contribuye significativamente a la mejora continua de la calidad y seguridad del paciente. Este capítulo explora los métodos y herramientas clave utilizados para estos fines, y cómo se aplican en el entorno sanitario.

2.1 Métodos y Herramientas para la Evaluación de Calidad

La evaluación de calidad en el sector salud es crucial para asegurar que los servicios ofrecidos cumplen con los estándares establecidos y para identificar áreas de mejora. En México, existen diversos métodos y herramientas utilizados para evaluar la calidad de los servicios de salud.

2.1.1 Métodos de Evaluación

1. Auditorías Internas y Externas

Las auditorías son revisiones sistemáticas que ayudan a evaluar la conformidad con los estándares de calidad y regulaciones.

Auditorías Internas: Se realizan dentro de la organización de salud para evaluar la efectividad de los procesos y políticas. Estas auditorías permiten identificar debilidades y oportunidades de mejora antes de que se conviertan en problemas críticos. La auditoría interna también fomenta una cultura de autoevaluación y responsabilidad.

Ejemplo: Un hospital realiza auditorías internas trimestrales para evaluar el cumplimiento de las políticas de control de infecciones, asegurando que el personal siga los procedimientos correctos y que los equipos estén desinfectados adecuadamente.

Auditorías Externas: Llevadas a cabo por entidades independientes o agencias reguladoras, estas auditorías proporcionan una evaluación imparcial de la calidad y el cumplimiento. Las auditorías externas pueden ser requeridas para la acreditación o certificación.

Ejemplo: Una clínica se somete a una auditoría externa para obtener la certificación de la Joint Commission, que revisa todos los aspectos de su operación, desde la gestión de riesgos hasta la satisfacción del paciente.

2. Revisión de Registros Clínicos

La revisión de registros clínicos es una herramienta importante para evaluar la calidad de la atención. Involucra el análisis de documentos médicos para asegurarse de que se cumplan los estándares clínicos y de documentación.

Objetivo: Verificar la exactitud y exhaustividad de la documentación, evaluar la adherencia a los protocolos clínicos y detectar posibles errores o inconsistencias.
Ejemplo: Un grupo de médicos realiza una revisión de registros clínicos de pacientes con diabetes para asegurar que se estén siguiendo los protocolos de monitoreo y tratamiento recomendados por las guías clínicas.

3. Encuestas y Cuestionarios

Las encuestas y cuestionarios son herramientas efectivas para recopilar datos sobre la satisfacción del paciente y la percepción de la calidad de la atención.

Encuestas de Satisfacción del Paciente: Recopilan información directa de los pacientes sobre su experiencia con los servicios de salud. Estos datos pueden ayudar a identificar áreas de mejora y evaluar la efectividad de las intervenciones.

Ejemplo: Un hospital distribuye encuestas de satisfacción a pacientes recién dados de alta para obtener retroalimentación sobre la calidad del servicio, el trato del personal y la eficacia del tratamiento recibido.

Cuestionarios de Autoevaluación del Personal: Permiten al personal evaluar su propio desempeño y el entorno de trabajo, contribuyendo a una visión más completa de la calidad de la atención.

Ejemplo: Una clínica utiliza cuestionarios de autoevaluación para que el personal médico valore la eficacia de las reuniones de equipo y la implementación de protocolos clínicos.

4. Indicadores de Desempeño

Los indicadores de desempeño son métricas cuantitativas utilizadas para medir aspectos específicos de la calidad en la atención.

Indicadores de Resultados: Miden el impacto de la atención en la salud del paciente, como tasas de infección, readmisiones hospitalarias y mortalidad.

Ejemplo: Un hospital rastrea la tasa de infecciones postoperatorias como un indicador de la calidad del cuidado quirúrgico y la eficacia de las prácticas de control de infecciones.

Indicadores de Proceso: Evalúan cómo se llevan a cabo los procesos de atención, como el tiempo de respuesta a las llamadas de emergencia o la adherencia a las guías de tratamiento.

Ejemplo: Una clínica mide el tiempo promedio desde la llegada de un paciente a la sala de urgencias hasta el inicio del tratamiento para evaluar la eficiencia del proceso de atención de emergencias.

5. Análisis de Datos y Toma de Decisiones

El análisis de datos juega un papel crucial en la evaluación y monitoreo de la calidad de la atención. Permite a las organizaciones de salud tomar decisiones informadas basadas en evidencia.

Métodos de Análisis: Incluyen análisis descriptivo, comparativo y predictivo para interpretar los datos recopilados a través de encuestas, auditorías y registros clínicos.

Ejemplo: Un equipo de calidad en un hospital utiliza análisis descriptivo para identificar tendencias en los datos de satisfacción del paciente y compara estos resultados con los estándares nacionales para determinar áreas que necesitan atención.

Herramientas Analíticas: Incluyen software de gestión de calidad, sistemas de información clínica y plataformas de análisis de datos que facilitan el procesamiento y visualización de la información.

Ejemplo: Una organización de salud utiliza un sistema de gestión de calidad para integrar datos de diferentes fuentes y generar informes sobre el desempeño de los procesos y la satisfacción del paciente.

2.1.2 Herramientas para la Evaluación

1. Cuestionarios y Encuestas:
    - Herramientas estructuradas para recopilar datos de pacientes y personal sobre diversos aspectos de la atención.
    - Ejemplos: Encuestas de satisfacción, cuestionarios sobre la adherencia a los protocolos, y formularios de retroalimentación del personal.

2. Sistemas de Información de Salud:
    - Software y plataformas tecnológicas que recopilan, almacenan y analizan datos relacionados con la atención sanitaria.
    - Ejemplos: Sistemas de registro electrónico de salud (EHR), sistemas de gestión de calidad, y plataformas de análisis de datos.

3. Tableros de Control (Dashboards):
    - Herramientas visuales que muestran en tiempo real indicadores clave de rendimiento y datos de calidad.
    - Ejemplos: Tableros de control que monitorean tasas de infecciones, tiempos de espera, y cumplimiento de protocolos.

4. Registros de Calidad:
    - Descripción: Documentos y bases de datos que registran y analizan información sobre la calidad de los servicios de salud.
    - Ejemplos: Registros de incidentes adversos, reportes de auditorías internas, y bases de datos de indicadores de calidad.

2.2 Procesos de Auditoría y Revisión

La auditoría y revisión son procesos esenciales para asegurar la calidad y conformidad en el sector salud. Estos procesos ayudan a identificar deficiencias, evaluar el cumplimiento de los estándares y promover la mejora continua.

2.2.1 Auditoría Interna

1. Objetivos de la Auditoría Interna:

- Evaluar el Cumplimiento: Asegurar que los procesos y prácticas cumplan con las políticas internas y los estándares de calidad.
- Identificar Oportunidades de Mejora: Detectar áreas donde se pueden hacer mejoras en la eficiencia y efectividad.

2. Metodología:
- Planificación: Definir el alcance, los objetivos y los criterios de la auditoría. Identificar los procesos a auditar y los recursos necesarios.
- Ejecución: Recolectar y analizar datos, realizar entrevistas con el personal, y revisar documentación.
- Informe: Elaborar un informe detallado con los hallazgos, recomendaciones y plan de acción.

3. Beneficios:
- Mejora de Procesos: Identificación de ineficiencias y áreas de mejora.
- Cumplimiento Normativo: Asegurar el cumplimiento con políticas internas y regulaciones.
- Preparación para Auditorías Externas: Facilitar el proceso de auditorías externas mediante la identificación y resolución de problemas internos.

2.2.2 Auditoría Externa

1. Objetivos de la Auditoría Externa:
- Validar Cumplimiento: Verificar el cumplimiento con regulaciones externas y estándares de calidad.
- Proporcionar Evaluación Objetiva: Ofrecer una evaluación imparcial y objetiva del desempeño de la institución.

2. Metodología:
- Preparación: Selección de la entidad auditora externa y definición del alcance de la auditoría.
- Realización: Revisión de prácticas y procesos, entrevistas con el personal, y análisis de documentación.
- Informe: Generación de un informe que detalle los hallazgos y proporcione recomendaciones para la mejora.

3. Beneficios:
- Credibilidad y Confianza: Aumenta la credibilidad de la institución al obtener una evaluación externa independiente.
- Identificación de Deficiencias: Detecta deficiencias que pueden no haber sido identificadas durante auditorías internas.
- Cumplimiento Regulatorio: Asegura el cumplimiento con regulaciones y

estándares externos.

2.2.3 Revisión de Procesos Clínicos y Administrativos

1. Revisión de Procesos Clínicos:
   - Objetivo: Evaluar la calidad de la atención médica y los procedimientos clínicos.
   - Método: Revisión de expedientes médicos, análisis de decisiones clínicas, y evaluación de resultados de tratamientos.

2. Revisión Administrativa:
   - Objetivo: Asegurar que los procesos administrativos sean eficientes y cumplan con los estándares de calidad.
   - Método: Evaluación de procedimientos administrativos, revisión de registros financieros, y análisis de la gestión de recursos.

2.3 Análisis de Datos y su Papel en la Mejora de la Calidad

El análisis de datos es fundamental para la mejora continua de la calidad en el sector salud. Permite a las instituciones evaluar su desempeño, identificar tendencias y tomar decisiones informadas para mejorar la atención y los procesos.

2.3.1 Recopilación y Gestión de Datos

1. Fuentes de Datos:
   - Datos Clínicos: Información sobre la atención médica, resultados de tratamientos, y eventos adversos.
   - Datos Administrativos: Información sobre procesos administrativos, costos, y utilización de recursos.
   - Datos de Satisfacción del Paciente: Opiniones y experiencias de los pacientes sobre la atención recibida.

2. Sistemas de Gestión de Datos:
   - Registros Electrónicos de Salud (EHR): Plataformas que almacenan información médica de los pacientes y facilitan el acceso a los datos.
   - Sistemas de Información de Calidad: Herramientas que permiten la recopilación y análisis de datos relacionados con la calidad.

2.3.2 Análisis de Datos

1. Métodos de Análisis:

- Análisis Descriptivo: Proporciona una visión general de los datos, identificando patrones y tendencias.
- Análisis Inferencial: Utiliza técnicas estadísticas para hacer inferencias sobre la calidad basada en una muestra de datos.
- Análisis Predictivo: Emplea modelos estadísticos para prever futuros resultados y tendencias basados en datos históricos.

2. Herramientas de Análisis:
- Software de Análisis de Datos: Programas como SPSS, SAS, y herramientas de Business Intelligence (BI) que facilitan el análisis y visualización de datos.
- Tableros de Control: Herramientas visuales que muestran indicadores clave de rendimiento y permiten el monitoreo en tiempo real.

2.3.3 Uso de Datos en la Mejora de la Calidad

1. Identificación de Áreas de Mejora:
- Evaluación de Desempeño: Utilizar los datos para identificar áreas donde la calidad de la atención puede ser mejorada.
- Análisis de Tendencias: Detectar tendencias en los datos para anticipar problemas y tomar medidas proactivas.

2. Desarrollo de Planes de Mejora:
- Planes de Acción: Crear y implementar planes de acción basados en los hallazgos del análisis de datos para mejorar los procesos y resultados.
- Monitoreo Continuo: Establecer sistemas para monitorear el progreso y ajustar las estrategias según sea necesario.

3. Retroalimentación y Comunicación:
- Informar al Personal: Compartir los hallazgos y planes de mejora con el personal para asegurar el compromiso y la implementación efectiva.
- Involucrar a los Pacientes: Utilizar datos de satisfacción del paciente para informar las estrategias de mejora y ajustar la atención al paciente.

2.4 Informe de Resultados y Toma de Decisiones

El informe de resultados es una parte crucial del proceso de evaluación y monitoreo. Proporciona una visión detallada de los hallazgos y recomendaciones, y guía la toma de decisiones para mejorar la calidad.

2.4.1 Estructura del Informe

1. Resumen Ejecutivo:
- Ofrece una visión general de los hallazgos clave, recomendaciones y conclusiones.
- Importancia: Permite a los directivos y responsables tomar decisiones informadas rápidamente.

2. Metodología:
- Detalla los métodos utilizados para la evaluación, incluyendo el alcance, los criterios y las herramientas empleadas.
- Importancia: Proporciona transparencia y permite la replicación de los resultados.

3. Hallazgos:
- Descripción: Presenta los resultados de la evaluación, incluyendo cualquier deficiencia, éxito o área de mejora.
- Importancia: Facilita la identificación de problemas específicos y el desarrollo de planes de acción.

4. Recomendaciones:
- Descripción: Proporciona sugerencias para mejorar la calidad basadas en los hallazgos.
- Importancia: Ofrece una guía práctica para implementar cambios y mejoras.

5. Plan de Acción:
- Descripción: Detalla las acciones específicas que deben tomarse para abordar las deficiencias y mejorar la calidad.
- Importancia: Establece un camino claro para la implementación de mejoras y la monitorización de resultados.

2.4.2 Proceso de Toma de Decisiones

1. Evaluación de Opciones:
- Descripción: Evaluar las diferentes opciones disponibles para abordar los hallazgos y recomendaciones.
- Consideraciones: Impacto potencial, recursos necesarios, y viabilidad de implementación.

2. Desarrollo de Estrategias:
- Descripción: Crear estrategias para implementar las recomendaciones y mejoras.
- Consideraciones: Definir responsabilidades, establecer plazos, y asignar

recursos.

3. Implementación y Seguimiento:
- Descripción: Poner en práctica las estrategias y monitorear su efectividad.
- Consideraciones: Evaluar los resultados de las acciones tomadas y ajustar las estrategias según sea necesario.

4. Comunicación de Resultados:
- Descripción: Comunicar los resultados y las acciones tomadas a todo el personal y otras partes interesadas.
- Consideraciones: Asegurar la transparencia y el compromiso con la mejora continua.

CAPÍTULO 3: MEJORA CONTINUA EN LA GESTIÓN DE LA CALIDAD EN SALUD.

La mejora continua es un concepto fundamental en la gestión de la calidad que busca el perfeccionamiento constante de los procesos, servicios y resultados en la atención sanitaria. En el contexto mexicano, la necesidad de una mejora continua es vital debido a la diversidad de necesidades de salud, la disparidad en los recursos disponibles y la constante evolución del entorno sanitario. Este capítulo explora cómo establecer y mantener programas de mejora continua, identificar áreas de oportunidad, y aplicar cambios efectivos para optimizar la calidad del servicio.

3.1 Definición y Objetivos de la Mejora Continua

La mejora continua se define como un enfoque sistemático para mejorar los procesos y resultados de manera constante. Los objetivos principales de la mejora continua en la atención sanitaria incluyen:

- Incrementar la Seguridad del Paciente: Minimizar errores y eventos adversos para asegurar una atención segura.
- Optimizar la Eficiencia: Mejorar los procesos para reducir tiempos de espera, costos y recursos desperdiciados.
- Aumentar la Satisfacción del Paciente: Proporcionar una experiencia de atención que cumpla con las expectativas y necesidades del paciente.
- Fomentar la Excelencia Profesional: Apoyar el desarrollo y capacitación del personal para mantener altos estándares de atención.

3.1.1 Principios de la Mejora Continua

Los principios de la mejora continua se basan en una serie de conceptos clave:

- Enfoque en el Paciente: Las mejoras deben centrarse en la satisfacción y seguridad del paciente.

- Ciclo PDCA (Planificar, Hacer, Verificar, Actuar): Un enfoque cíclico que permite planificar cambios, implementarlos, revisarlos y ajustar según los resultados.

- Participación del Personal: Involucrar a todo el personal en el proceso de mejora para aprovechar su conocimiento y experiencia.

- Basado en Datos: Utilizar datos y evidencia para guiar las decisiones de mejora y medir el impacto de los cambios.

3.2 Implementación de Programas de Mejora Continua

3.2.1 Planificación de la Mejora Continua

1. Establecimiento de Objetivos Claros:
- Definición de Metas: Determinar los objetivos específicos que se desean alcanzar, como reducir la tasa de infecciones o mejorar la puntualidad en las consultas.
- Indicadores de Desempeño: Seleccionar indicadores que permitan medir el progreso hacia los objetivos establecidos.

2. Formulación del Plan de Mejora:
- Análisis de la Situación Actual: Evaluar el estado actual de los procesos y resultados para identificar áreas que requieren mejora.
- Desarrollo de Estrategias: Crear estrategias y acciones específicas para abordar las áreas de oportunidad identificadas.
- Asignación de Recursos: Determinar los recursos necesarios, incluyendo personal, tecnología y financiamiento, para implementar el plan.

3. Definición de Roles y Responsabilidades:
- Asignación de Tareas: Designar responsabilidades a los miembros del equipo para asegurar la implementación efectiva del plan de mejora.
- Establecimiento de Equipos de Trabajo: Formar equipos multidisciplinarios para abordar diferentes aspectos de la mejora continua.

3.2.2 Implementación del Plan de Mejora

1. Desarrollo de Procesos y Procedimientos:
- Actualización de Protocolos: Revisar y actualizar los protocolos y procedimientos para reflejar las nuevas estrategias de mejora.
- Capacitación del Personal: Capacitar al personal en los nuevos procedimientos y en la importancia de la mejora continua.

2. Monitoreo y Control:

- Seguimiento de la Implementación: Monitorear la implementación de las nuevas estrategias para asegurar que se sigan correctamente.
- Control de Calidad: Utilizar herramientas de control de calidad para asegurar que los cambios se mantengan y se ajusten según sea necesario.

3. Comunicación y Coordinación:
- Informar al Personal: Comunicar los cambios y las expectativas a todo el personal para asegurar su compromiso y colaboración.
- Coordinación de Actividades: Asegurar que las actividades de mejora estén coordinadas y alineadas con los objetivos generales.

3.2.3 Evaluación y Ajuste del Plan de Mejora

1. Recolección y Análisis de Datos:
- Medición del Desempeño: Utilizar los indicadores de desempeño para medir el impacto de las nuevas estrategias y procedimientos.
- Análisis de Resultados: Evaluar los datos recopilados para identificar si se están alcanzando los objetivos establecidos.

2. Revisión de Resultados:
- Evaluación de Efectividad: Determinar si los cambios implementados han logrado mejorar la calidad de los servicios.
- Identificación de Nuevas Áreas de Mejora: Identificar áreas adicionales que puedan necesitar atención y ajuste.

3. Ajuste del Plan:
- Revisión de Estrategias: Modificar las estrategias y procedimientos según los resultados obtenidos y las nuevas necesidades identificadas.
- Actualización del Plan de Mejora: Ajustar el plan de mejora continua para reflejar los cambios y nuevas prioridades.

3.3 Identificación de Áreas de Oportunidad

3.3.1 Métodos para Identificar Áreas de Oportunidad

1. Análisis de Datos de Desempeño:
- Revisión de Indicadores: Analizar los indicadores de desempeño para identificar áreas que no cumplen con los estándares de calidad.
- Estudio de Tendencias: Identificar tendencias en los datos que puedan señalar problemas persistentes o emergentes.

2. Evaluación de Retroalimentación del Paciente:

- Encuestas y Cuestionarios: Revisar las encuestas de satisfacción del paciente para identificar áreas de insatisfacción.
- Revisión de Quejas y Sugerencias: Analizar las quejas y sugerencias de los pacientes para identificar patrones y áreas que requieren mejora.

3. Auditorías Internas y Externas:
- Resultados de Auditorías: Utilizar los resultados de auditorías internas y externas para identificar deficiencias y oportunidades de mejora.
- Revisión de Procesos: Evaluar los procesos clínicos y administrativos para detectar áreas de ineficiencia o incumplimiento de estándares.

4. Revisión de Incidentes Adversos:
- Análisis de Eventos Adversos: Examinar incidentes adversos y errores para identificar causas raíz y áreas que necesitan mejora.
- Investigaciones de Causas: Realizar investigaciones para determinar las causas subyacentes de los incidentes y desarrollar estrategias para prevenir su recurrencia.

3.3.2 Herramientas para la Identificación de Áreas de Oportunidad

1. Matrices de Priorización:
- Herramientas que ayudan a priorizar las áreas de mejora en función de su impacto y facilidad de implementación.
- Aplicación: Utilizar matrices para clasificar las áreas de oportunidad y determinar cuáles abordar primero.

2. Mapas de Procesos:
- Diagramas que representan visualmente los procesos y pasos involucrados en la atención sanitaria.
- Aplicación: Identificar ineficiencias y puntos críticos en los procesos mediante el análisis de mapas de procesos.

3. Diagramas de Causa y Efecto:
- Herramientas que ayudan a identificar las causas raíz de problemas y deficiencias en los procesos.
- Aplicación: Utilizar diagramas para analizar y entender las relaciones entre causas y efectos en los problemas identificados.

4. Análisis FODA (Fortalezas, Oportunidades, Debilidades y Amenazas):
- Herramienta de análisis estratégico que evalúa las fortalezas, oportunidades, debilidades y amenazas de una institución.
- Aplicación: Utilizar el análisis FODA para identificar áreas de mejora y

desarrollar estrategias para abordar debilidades y aprovechar oportunidades.

3.4 Aplicación de Cambios para Optimizar la Calidad

3.4.1 Implementación de Cambios

1. Desarrollo e Integración de Nuevas Prácticas:
- Diseño de Nuevas Prácticas: Crear y estandarizar nuevas prácticas y procedimientos basados en las áreas de oportunidad identificadas.
- Integración en el Sistema Actual: Asegurar que las nuevas prácticas se integren adecuadamente en el sistema existente y sean adoptadas por el personal.

2. Capacitación y Desarrollo del Personal:
- Programas de Capacitación: Desarrollar e implementar programas de capacitación para educar al personal sobre las nuevas prácticas y procedimientos.
- Evaluación de la Capacitación: Evaluar la efectividad de la capacitación y realizar ajustes según sea necesario.

3. Comunicación de Cambios:
- Informar al Personal: Comunicar los cambios a todo el personal para asegurar su comprensión y aceptación.
- Promover la Aceptación: Utilizar estrategias de comunicación para promover la aceptación y el compromiso con los cambios.

3.4.2 Evaluación del Impacto de los Cambios

1. Monitoreo de Resultados:
- Medición del Impacto: Utilizar indicadores de desempeño para medir el impacto de los cambios en la calidad de los servicios.
- Comparación con Objetivos: Comparar los resultados obtenidos con los objetivos establecidos para evaluar la efectividad de los cambios.

2. Retroalimentación y Ajuste:
- Recopilación de Retroalimentación: Obtener retroalimentación del personal y de los pacientes sobre los cambios implementados.
- Ajuste de Estrategias: Realizar ajustes y mejoras adicionales según la retroalimentación y los resultados del monitoreo.

3. Documentación y Reporte:
- Documentación de Cambios: Registrar y documentar los cambios

realizados y sus resultados.

- Informe de Resultados: Elaborar informes que detallen los cambios, su impacto y las lecciones aprendidas.

3.5 Casos de Estudio y Ejemplos en el Contexto Mexicano

3.5.1 Caso de Estudio: Mejora Continua en un Hospital Público

1. Contexto y Desafíos:
- Descripción del Hospital: Un hospital público en una región con alta demanda de servicios de salud.
- Desafíos Iniciales: Altos tiempos de espera, baja satisfacción del paciente y alta tasa de infecciones nosocomiales.

2. Implementación de Mejoras:
- Acciones Tomadas: Introducción de protocolos de higiene mejorados, capacitación del personal y optimización de procesos administrativos.
- Resultados Obtenidos: Reducción de tiempos de espera, disminución de infecciones y aumento de la satisfacción del paciente.

3. Lecciones Aprendidas:
- Importancia de la Capacitación: La capacitación continua del personal es clave para la implementación exitosa de nuevas prácticas.
- Participación del Personal: Involucrar a todo el personal en el proceso de mejora es crucial para el éxito de las iniciativas.

3.5.2 Caso de Estudio: Mejora Continua en una Clínica Privada

1. Contexto y Desafíos:
- Descripción de la Clínica: Una clínica privada con un enfoque en servicios de alta especialidad.
- Desafíos Iniciales: Problemas con la gestión de citas, falta de estandarización en los procedimientos y baja satisfacción del paciente.

2. Implementación de Mejoras:
- Acciones Tomadas: Implementación de un sistema de gestión de citas, estandarización de procedimientos y encuestas de satisfacción del paciente.
- Resultados Obtenidos: Mejora en la eficiencia de la gestión de citas, uniformidad en los procedimientos y aumento en la satisfacción del paciente.

3. Lecciones Aprendidas:
- Uso de Tecnología: La implementación de tecnologías adecuadas puede

mejorar significativamente la eficiencia y la calidad del servicio.

- Importancia de la Retroalimentación: Recoger y actuar sobre la retroalimentación del paciente es esencial para la mejora continua.

3.5.3 Ejemplos de Mejora Continua en Instituciones de Salud en México

1. Programas de Mejora en el IMSS:
- Descripción: Iniciativas del Instituto Mexicano del Seguro Social para mejorar la atención y los procesos internos.
- Resultados y Beneficios: Reducción de tiempos de espera y mejora en la calidad de la atención.

2. Iniciativas en el ISSSTE:
- Descripción: Programas del Instituto de Seguridad y Servicios Sociales de los Trabajadores del Estado para optimizar la calidad de los servicios.
- Resultados y Beneficios: Aumento en la satisfacción del paciente y mejora en la eficiencia de los procesos.

3. Proyectos en Clínicas Privadas:
- Descripción: Ejemplos de clínicas privadas que han implementado programas de mejora continua para optimizar la calidad del servicio.
- Resultados y Beneficios: Mejora en la gestión de recursos y aumento en la satisfacción del paciente.

CAPÍTULO 4: SEGURIDAD DEL PACIENTE.

La seguridad del paciente es una prioridad fundamental en la atención sanitaria, crucial para asegurar que los cuidados proporcionados no solo sean efectivos, sino también seguros. En un entorno de atención médica, donde los errores pueden tener consecuencias significativas para la salud del paciente, implementar estrategias eficaces para prevenir errores y garantizar la seguridad es esencial. Este capítulo explora las estrategias para prevenir errores médicos, las prácticas para asegurar la seguridad del paciente, los protocolos y estándares de seguridad, y la gestión de incidentes junto con el aprendizaje organizacional.

4.1 Estrategias para la Prevención de Errores Médicos

4.1.1 Identificación de Riesgos

La identificación de riesgos es el primer paso en la prevención de errores médicos. Los riesgos pueden ser diversos, desde errores en la administración de medicamentos hasta fallos en la comunicación entre el personal sanitario. Para identificar riesgos de manera efectiva, se deben utilizar herramientas como:

- Análisis de Fallos y Efectos (FMEA): Un enfoque sistemático para identificar y priorizar fallos potenciales en un proceso y sus efectos.
- Revisión de Incidentes Críticos: Análisis de eventos adversos previos para identificar patrones y áreas de mejora.

4.1.2 Estrategias de Prevención

Las estrategias para prevenir errores médicos incluyen la implementación de prácticas estandarizadas y la utilización de tecnologías avanzadas:

- Protocolos Estandarizados: Establecimiento de procedimientos y guías clínicas basadas en evidencia para minimizar la variabilidad en la atención.

- Uso de Tecnología de Apoyo: Implementación de sistemas de apoyo a la decisión clínica y prescripción electrónica para reducir errores de medicación.
- Capacitación y Educación Continua: Formación regular del personal en mejores prácticas y protocolos de seguridad.

4.1.3 Cultura de Seguridad

Fomentar una cultura de seguridad en la organización es clave para la prevención de errores. Esto implica:

- Promover la Comunicación Abierta: Fomentar un entorno donde el personal se sienta cómodo reportando errores sin temor a represalias.
- Implementar Programas de Reporte de Incidentes: Establecer sistemas que permitan la notificación anónima de eventos adversos para su análisis y mejora.

4.2 Prácticas para Asegurar la Seguridad del Paciente

4.2.1 Prácticas Clínicas Seguras

Las prácticas clínicas seguras son fundamentales para la protección del paciente. Estas incluyen:

- Procedimientos de Identificación de Pacientes: Uso de dos identificadores únicos para asegurar que los procedimientos y tratamientos se realicen en el paciente correcto.
- Verificación de Procedimientos: Implementación de listas de verificación para asegurar que todos los pasos del procedimiento se sigan correctamente.

4.2.2 Prevención de Infecciones

La prevención de infecciones es una parte esencial de la seguridad del paciente:

- Protocolos de Higiene de Manos: Implementación y seguimiento de protocolos de higiene de manos para prevenir infecciones nosocomiales.
- Uso Adecuado de Antibióticos: Estrategias para la prescripción adecuada de antibióticos y la prevención de la resistencia antimicrobiana.

4.2.3 Manejo de Medicamentos

La seguridad en la administración de medicamentos es crítica:

- Verificación de Medicamentos: Uso de sistemas de doble verificación para asegurar la administración correcta de medicamentos.
- Educación del Paciente: Proporcionar información clara a los pacientes sobre el uso de sus medicamentos y posibles efectos secundarios.

4.3 Protocolos y Estándares de Seguridad

4.3.1 Protocolos de Seguridad

Los protocolos de seguridad proporcionan una guía clara para la práctica segura. Estos incluyen:

- Protocolos de Seguridad en Cirugía: Protocolos como la Lista de Verificación Quirúrgica de la OMS para prevenir errores quirúrgicos.
- Protocolos de Manejo de Crisis: Procedimientos para la gestión de emergencias y situaciones críticas.

4.3.2 Estándares de Seguridad

Los estándares de seguridad aseguran que las prácticas sean consistentes y de alta calidad:

- Estándares de Acreditación: Cumplimiento con los estándares de organizaciones acreditadoras como la Joint Commission o el Healthcare Facilities Accreditation Program.
- Normas de Calidad: Implementación de normas de calidad nacionales e internacionales para la prestación de cuidados seguros.

4.4 Gestión de Incidentes y Aprendizaje Organizacional

4.4.1 Gestión de Incidentes

La gestión de incidentes es crucial para abordar los eventos adversos y prevenir su recurrencia:

- Registro y Análisis de Incidentes: Documentar todos los incidentes y analizar sus causas raíz para identificar áreas de mejora.
- Planes de Acción Correctiva: Desarrollo e implementación de planes de acción para abordar las causas subyacentes de los incidentes.

4.4.2 Aprendizaje Organizacional

El aprendizaje organizacional implica utilizar la información de incidentes para mejorar la seguridad:

- Revisión de Incidentes y Mejora Continua: Utilizar la información de los incidentes para mejorar los procesos y protocolos.
- Compartición de Lecciones Aprendidas: Difundir las lecciones aprendidas a través de la organización para asegurar que todo el personal esté informado sobre prácticas seguras.

4.4.3 Evaluación y Monitoreo

El monitoreo continuo es esencial para garantizar que las estrategias de seguridad se mantengan efectivas:

- Auditorías de Seguridad: Realización de auditorías periódicas para evaluar el cumplimiento con los protocolos de seguridad.
- Indicadores de Seguridad del Paciente: Uso de indicadores clave para medir la efectividad de las prácticas de seguridad y realizar ajustes según sea necesario.

La seguridad del paciente es una responsabilidad compartida que requiere un enfoque integral y sistemático. Implementar estrategias efectivas para la prevención de errores, asegurar prácticas clínicas seguras, adherirse a protocolos y estándares de seguridad, y gestionar incidentes con un enfoque en el aprendizaje organizacional son esenciales para proteger a los pacientes y mejorar la calidad de la atención. Al fomentar una cultura de seguridad y realizar un monitoreo continuo, las organizaciones de salud pueden crear un entorno más seguro y efectivo para la prestación de cuidados.

CAPÍTULO 5: FORMACIÓN Y CAPACITACIÓN.

La formación y capacitación en el ámbito de la salud son fundamentales para mantener altos estándares de calidad en la atención y asegurar que el personal esté bien preparado para enfrentar los desafíos del entorno sanitario. La educación continua no solo mejora las competencias y habilidades del personal, sino que también contribuye a la seguridad del paciente y a la eficiencia organizacional. Este capítulo explora la importancia de la formación continua, los diversos programas de capacitación, la evaluación de su efectividad y la creación de una cultura de aprendizaje y mejora.

5.1 Importancia de la Formación Continua en Salud

5.1.1 Evolución de la Medicina y Tecnologías

La medicina y las tecnologías de salud están en constante evolución. Los avances en tratamientos, técnicas quirúrgicas y herramientas tecnológicas requieren que el personal sanitario se mantenga actualizado para proporcionar la mejor atención posible. La formación continua permite a los profesionales:

- Actualizar sus Conocimientos: Mantenerse al tanto de las últimas investigaciones y desarrollos en su campo.
- Adaptarse a Nuevas Tecnologías: Aprender a utilizar nuevas herramientas y tecnologías de manera eficaz.

5.1.2 Mejora de la Calidad de Atención

La capacitación adecuada mejora la calidad de la atención al paciente mediante:

- Reducción de Errores: Minimizar errores médicos al asegurar que el personal esté bien entrenado en los procedimientos y protocolos más recientes.

- Eficiencia en el Trabajo: Optimizar los procesos de trabajo, reduciendo tiempos y costos asociados.

5.1.3 Cumplimiento con Normativas

Los profesionales de salud deben cumplir con regulaciones y estándares que a menudo requieren formación específica, como:

- Certificaciones y Licencias: Obtener y mantener certificaciones profesionales y licencias que requieren educación continua.
- Acreditaciones de Instituciones: Asegurar que las instituciones de salud cumplan con los requisitos de formación establecidos por entidades acreditadoras.

5.2 Programas de Capacitación y Desarrollo Profesional

5.2.1 Diseño de Programas de Capacitación

El diseño efectivo de programas de capacitación incluye varios pasos clave:

- Análisis de Necesidades: Identificar las áreas de mejora y las necesidades de formación del personal a través de evaluaciones de desempeño y análisis de brechas de habilidades.
- Desarrollo de Contenidos: Crear materiales de capacitación que sean relevantes y actualizados, utilizando recursos como guías clínicas, estudios de caso y simulaciones.
- Métodos de Enseñanza: Seleccionar métodos de enseñanza apropiados, que pueden incluir talleres presenciales, cursos en línea, simulaciones prácticas y formación en el lugar de trabajo.

5.2.2 Implementación de Programas

La implementación efectiva de programas de capacitación requiere:

- Planificación y Logística: Coordinar la logística de las sesiones de capacitación, incluyendo la programación, la asignación de recursos y la logística de los materiales.
- Facilitadores Calificados: Asegurar que los instructores y facilitadores sean expertos en el área y estén capacitados para enseñar efectivamente.

5.2.3 Evaluación y Mejora de Programas

La evaluación continua de los programas de capacitación es esencial para asegurar su eficacia:

- Evaluación de Resultados: Medir el impacto de la capacitación en el desempeño del personal a través de evaluaciones post-capacitación, pruebas y observaciones.
- Retroalimentación y Ajustes: Recopilar retroalimentación de los participantes y realizar ajustes en el contenido y los métodos de enseñanza según sea necesario.

5.3 Evaluación de la Efectividad de la Formación

5.3.1 Métodos de Evaluación

Para evaluar la efectividad de la formación, se utilizan varios métodos:

- Evaluaciones de Conocimientos: Pruebas y exámenes para medir el conocimiento adquirido durante la capacitación.
- Observación del Desempeño: Evaluación de la aplicación práctica de las habilidades aprendidas en el entorno laboral.
- Encuestas de Satisfacción: Recolección de opiniones de los participantes sobre la calidad y relevancia de la capacitación.

5.3.2 Indicadores de Éxito

Los indicadores clave para medir el éxito de los programas de capacitación incluyen:

- Mejora en el Desempeño Laboral: Evaluar si los conocimientos y habilidades adquiridos se reflejan en una mejora del desempeño en el trabajo.
- Reducción de Errores y Incidencias: Medir la disminución de errores y problemas relacionados con la atención después de la capacitación.
- Satisfacción del Personal: Evaluar la satisfacción de los participantes con la capacitación y su percepción sobre la utilidad de la formación recibida.

5.4 Creación de una Cultura de Aprendizaje y Mejora

5.4.1 Promoción del Aprendizaje Continuo

Fomentar una cultura de aprendizaje continuo implica:

- Incorporar la Formación en la Cultura Organizacional: Hacer de la formación continua un valor central de la organización y fomentar la participación activa de todos los miembros del personal.

- Reconocimiento y Recompensas: Reconocer y recompensar el compromiso del personal con el aprendizaje y el desarrollo profesional.

5.4.2 Desarrollo de una Infraestructura de Soporte

Una infraestructura sólida para apoyar el aprendizaje incluye:

- Recursos Educativos: Proporcionar acceso a recursos educativos como bibliotecas, bases de datos y plataformas de e-learning.
- Programas de Mentoría: Implementar programas de mentoría para apoyar el desarrollo profesional y la transferencia de conocimientos.

5.4.3 Evaluación y Adaptación Continua

La evaluación continua de la cultura de aprendizaje y la adaptación a las necesidades cambiantes son esenciales:

- Monitoreo de la Efectividad: Evaluar regularmente la eficacia de las iniciativas de aprendizaje y realizar ajustes según sea necesario.
- Adaptación a Nuevas Necesidades: Adaptar los programas de formación para abordar nuevas tendencias, tecnologías y necesidades emergentes en la atención sanitaria.

La formación y capacitación en el sector salud son fundamentales para garantizar una atención de alta calidad y mantener la seguridad del paciente. A través de programas de capacitación bien diseñados, una evaluación efectiva y la promoción de una cultura de aprendizaje, las organizaciones pueden mejorar el desempeño del personal, adaptar sus prácticas a los avances tecnológicos y mantener altos estándares de atención. La inversión en formación continua es clave para el éxito y la sostenibilidad en el entorno sanitario, contribuyendo a la excelencia en la atención y a la satisfacción del paciente.

CAPÍTULO 6: GESTIÓN DE RIESGOS.

La gestión de riesgos es un componente crítico en el sector de la salud que busca identificar, evaluar y mitigar los riesgos potenciales que pueden afectar la seguridad del paciente, la eficiencia operativa y la integridad de la organización. Un enfoque estructurado para la gestión de riesgos ayuda a prevenir eventos adversos, mejorar la calidad de la atención y proteger los recursos de la organización. Este capítulo explora en profundidad los principios y prácticas esenciales para una gestión de riesgos efectiva en el entorno sanitario.

6.1 Identificación y Evaluación de Riesgos

6.1.1 Identificación de Riesgos

La identificación de riesgos es el primer paso en la gestión de riesgos y requiere un enfoque sistemático para reconocer los riesgos potenciales que pueden impactar la atención al paciente y las operaciones. Los métodos comunes para identificar riesgos incluyen:

- Análisis de Procesos: Examinar los procesos clínicos y administrativos para identificar posibles puntos de fallo. Por ejemplo, revisar los procedimientos de administración de medicamentos para detectar riesgos de errores.
- Evaluaciones de Riesgo Clínico: Identificar riesgos asociados con la atención al paciente mediante la revisión de eventos adversos y casi incidentes.
- Entrevistas y Encuestas: Recoger información de los miembros del personal y otras partes interesadas sobre sus percepciones de riesgos potenciales.

6.1.2 Evaluación de Riesgos

Una vez identificados, los riesgos deben evaluarse para determinar su gravedad y probabilidad. Los métodos de evaluación de riesgos incluyen:

- Análisis de Fallos y Efectos (FMEA): Evaluar los posibles fallos en un proceso y sus efectos en la seguridad del paciente y la calidad de la atención.

- Matriz de Riesgos: Utilizar una matriz para clasificar los riesgos en función de su probabilidad y impacto, priorizando aquellos que requieren atención inmediata.

- Análisis Causa-Raíz: Investigar los eventos adversos para identificar las causas subyacentes y establecer medidas correctivas.

6.2 Estrategias de Mitigación y Prevención

6.2.1 Estrategias de Mitigación

Las estrategias de mitigación se diseñan para reducir la probabilidad y el impacto de los riesgos identificados. Algunas estrategias incluyen:

- Procedimientos Estandarizados: Implementar procedimientos operativos estándar (SOP) para asegurar prácticas consistentes y seguras. Por ejemplo, procedimientos para la administración de medicamentos.

- Automatización y Tecnología: Utilizar tecnología para automatizar procesos críticos, como sistemas de prescripción electrónica para reducir errores de medicación.

- Capacitación y Educación: Capacitar al personal en procedimientos y protocolos de seguridad para mejorar la práctica y reducir riesgos.

6.2.2 Estrategias de Prevención

La prevención de riesgos implica tomar medidas proactivas para evitar la ocurrencia de eventos adversos:

- Programas de Prevención: Implementar programas de prevención de infecciones, como protocolos de higiene de manos y esterilización de equipos.

- Evaluaciones Regulares: Realizar auditorías y revisiones periódicas para identificar nuevas áreas de riesgo y asegurar el cumplimiento con las prácticas de seguridad.

- Cultura de Seguridad: Fomentar una cultura de seguridad en la organización, alentando la comunicación abierta y la notificación de incidentes sin temor a represalias.

6.3 Planes de Contingencia y Respuesta a Incidentes

6.3.1 Desarrollo de Planes de Contingencia

Los planes de contingencia son esenciales para preparar a la organización para manejar incidentes imprevistos y minimizar su impacto. Los componentes clave incluyen:

- Evaluación de Impacto: Evaluar el impacto potencial de diferentes tipos de incidentes en la organización y desarrollar planes específicos para cada escenario.
- Asignación de Responsabilidades: Designar roles y responsabilidades claras para el personal durante una emergencia o incidente.
- Procedimientos de Comunicación: Establecer procedimientos para la comunicación interna y externa durante un incidente, asegurando que la información sea precisa y oportuna.

6.3.2 Respuesta a Incidentes

Una respuesta efectiva a incidentes incluye:

- Acciones Inmediatas: Implementar las acciones inmediatas necesarias para controlar y mitigar el incidente. Por ejemplo, activar protocolos de emergencia para eventos de crisis.
- Investigación y Documentación: Investigar el incidente para determinar sus causas y documentar todos los detalles relevantes para análisis y seguimiento.
- Comunicación y Coordinación: Coordinar con todas las partes interesadas, incluyendo el personal interno, pacientes y autoridades externas, para gestionar la respuesta al incidente.

6.4 Monitoreo y Revisión de la Gestión de Riesgos

6.4.1 Monitoreo Continuo

El monitoreo continuo es crucial para asegurar que las estrategias de gestión de riesgos sigan siendo efectivas y se adapten a los cambios en el entorno sanitario:

- Indicadores de Riesgo: Utilizar indicadores clave de rendimiento (KPI) para medir la efectividad de las estrategias de gestión de riesgos.
- Revisión Periódica: Realizar revisiones periódicas de los planes de gestión de riesgos y las prácticas para identificar áreas de mejora y realizar ajustes necesarios.
- Auditorías de Riesgos: Llevar a cabo auditorías internas para evaluar la

implementación y el cumplimiento de los procedimientos de gestión de riesgos.

6.4.2 Mejora Continua

La mejora continua implica utilizar la información recopilada durante el monitoreo para fortalecer el proceso de gestión de riesgos:

- Análisis de Tendencias: Analizar las tendencias en incidentes y eventos adversos para identificar patrones y áreas que requieran atención adicional.
- Actualización de Políticas: Revisar y actualizar las políticas y procedimientos de gestión de riesgos en función de los hallazgos de las auditorías y revisiones.
- Capacitación Adicional: Proporcionar capacitación adicional al personal basada en las lecciones aprendidas y los cambios en los procedimientos.

La gestión de riesgos es una parte fundamental de la calidad de la atención en el sector de la salud. Identificar y evaluar riesgos, implementar estrategias de mitigación y prevención, desarrollar planes de contingencia y responder de manera efectiva a los incidentes son aspectos esenciales para proteger la seguridad del paciente y asegurar la eficiencia operativa. A través del monitoreo continuo y la mejora constante, las organizaciones pueden mantener altos estándares de seguridad y calidad en la atención, adaptándose a los desafíos y cambios en el entorno sanitario.

CAPÍTULO 7: SATISFACCIÓN DEL PACIENTE.

La satisfacción del paciente es un indicador crucial de la calidad de la atención en el sector de la salud. Medir y mejorar la satisfacción del paciente no solo contribuye a una experiencia positiva para el paciente, sino que también impacta en los resultados clínicos y en la eficiencia operativa de las organizaciones de salud. Este capítulo explora cómo medir la satisfacción del paciente, las estrategias para mejorar su experiencia, el uso de encuestas y retroalimentación directa, y cómo integrar la satisfacción del paciente en la gestión de calidad.

7.1 Métodos para Medir la Satisfacción del Paciente

7.1.1 Encuestas de Satisfacción

Las encuestas de satisfacción son una herramienta fundamental para medir cómo los pacientes perciben la atención que reciben. Los tipos de encuestas incluyen:

- Encuestas de Experiencia del Paciente: Evaluaciones que se centran en la experiencia global del paciente con la atención recibida, incluyendo la interacción con el personal, la calidad del entorno y la percepción de la comunicación.
- Encuestas de Seguimiento: Realizadas después de la atención, estas encuestas recogen datos sobre la recuperación del paciente y la satisfacción con los resultados del tratamiento.

7.1.2 Indicadores de Satisfacción

Los indicadores clave utilizados para medir la satisfacción del paciente incluyen:

- Net Promoter Score (NPS): Mide la probabilidad de que los pacientes recomienden el servicio a otros.
- Índice de Satisfacción del Paciente (PSI): Un índice global que evalúa la satisfacción en diferentes áreas de la atención, como la calidad del servicio, la comunicación y el tiempo de espera.

7.1.3 Métodos Cualitativos

Además de las encuestas cuantitativas, los métodos cualitativos proporcionan una visión más profunda de la experiencia del paciente:

- Entrevistas en Profundidad: Conversaciones detalladas con pacientes para obtener información específica sobre su experiencia y sugerencias para mejoras.
- Grupos Focales: Reuniones con pequeños grupos de pacientes para discutir su experiencia y obtener retroalimentación detallada.

7.2 Estrategias para Mejorar la Experiencia del Paciente

7.2.1 Comunicación Efectiva

La comunicación clara y empática es fundamental para una experiencia positiva del paciente:

- Entrenamiento en Comunicación: Capacitar al personal en habilidades de comunicación para asegurar que interactúen de manera efectiva y comprensiva con los pacientes.
- Información Clara y Accesible: Proporcionar a los pacientes información clara sobre su diagnóstico, opciones de tratamiento y procedimientos.

7.2.2 Mejora del Entorno de Atención

Un entorno cómodo y acogedor puede mejorar significativamente la experiencia del paciente:

- Diseño del Entorno: Asegurar que las instalaciones sean limpias, cómodas y accesibles para todos los pacientes.
- Minimización de Tiempos de Espera: Implementar medidas para reducir los tiempos de espera y mejorar la eficiencia operativa.

7.2.3 Personalización de la Atención

La atención personalizada puede mejorar la satisfacción del paciente:

- Atención Centrada en el Paciente: Adaptar los cuidados a las necesidades individuales del paciente, incluyendo la consideración de sus preferencias y valores.
- Programas de Atención Personalizada: Desarrollar programas que ofrezcan servicios adicionales y apoyo personalizado a los pacientes con condiciones crónicas o complejas.

7.3 Uso de Encuestas y Retroalimentación Directa

7.3.1 Implementación de Encuestas

Para obtener datos útiles sobre la satisfacción del paciente, es esencial diseñar e implementar encuestas efectivas:

- Diseño de Encuestas: Crear encuestas que aborden aspectos clave de la atención y sean fáciles de completar para los pacientes.
- Métodos de Distribución: Utilizar diversos métodos para distribuir encuestas, como en línea, en papel o por teléfono, para maximizar la tasa de respuesta.

7.3.2 Análisis de Retroalimentación

El análisis de la retroalimentación recibida de encuestas y otros métodos proporciona información valiosa:

- Análisis de Datos: Utilizar herramientas de análisis para interpretar los datos de las encuestas y detectar tendencias o áreas problemáticas.
- Informes y Recomendaciones: Preparar informes detallados que presenten los hallazgos y recomendaciones para mejorar la calidad de la atención.

7.3.3 Implementación de Mejoras

Basarse en la retroalimentación para realizar mejoras en la atención y en los procesos:

- Planes de Acción: Desarrollar e implementar planes de acción basados en los resultados de las encuestas para abordar áreas de mejora identificadas.
- Monitoreo Continuo: Realizar un seguimiento continuo de las áreas de mejora para asegurar que las acciones implementadas tengan un impacto positivo en la satisfacción del paciente.

7.4 Integración de la Satisfacción del Paciente en la Gestión de Calidad

7.4.1 Incorporación en la Estrategia de Calidad

La satisfacción del paciente debe ser un componente central en la estrategia de gestión de calidad:

- Objetivos de Calidad: Establecer objetivos de calidad que incluyan la mejora de la satisfacción del paciente como una prioridad.
- Políticas y Procedimientos: Integrar la satisfacción del paciente en las políticas y procedimientos operativos de la organización.

7.4.2 Uso de Indicadores de Satisfacción para la Toma de Decisiones

Utilizar indicadores de satisfacción del paciente para informar la toma de decisiones y la mejora continua:

- Evaluación de Desempeño: Evaluar el desempeño del personal y los departamentos en función de los resultados de las encuestas de satisfacción.
- Mejora de Procesos: Identificar oportunidades para mejorar procesos y servicios basados en la retroalimentación de los pacientes.

7.4.3 Fomento de la Cultura de Satisfacción del Paciente

Crear una cultura organizacional que valore la satisfacción del paciente:

- Compromiso del Liderazgo: Asegurar que el liderazgo de la organización esté comprometido con la mejora de la satisfacción del paciente y apoye las iniciativas relacionadas.
- Participación del Personal: Involucrar a todo el personal en la mejora de la experiencia del paciente mediante formación y desarrollo continuo.

La satisfacción del paciente es un aspecto esencial de la calidad de la atención y debe ser gestionada de manera sistemática y continua. Medir la satisfacción del paciente a través de encuestas y métodos cualitativos, implementar estrategias para mejorar la experiencia del paciente, y utilizar la retroalimentación para realizar mejoras son pasos clave para garantizar una atención de alta calidad. Al integrar la satisfacción del paciente en la estrategia de gestión de calidad y fomentar una cultura de atención centrada en el paciente, las organizaciones de salud pueden lograr una atención más efectiva y satisfactoria.

CAPÍTULO 8: TECNOLOGÍA Y HERRAMIENTAS.

La tecnología juega un papel crucial en la gestión de calidad en el sector de la salud, proporcionando herramientas que mejoran la eficiencia, la precisión y la seguridad en la atención al paciente. Desde sistemas de información hasta tecnologías emergentes, la implementación efectiva de estas herramientas puede transformar la calidad de la atención y la gestión de los procesos. Este capítulo explora las tecnologías actuales y emergentes en la gestión de calidad sanitaria, sus aplicaciones, y las tendencias futuras en el campo.

8.1 Tecnologías Emergentes en la Gestión de Calidad Sanitaria

8.1.1 Historia Clínica Electrónica (HCE)

La Historia Clínica Electrónica (HCE) es una herramienta fundamental que permite a los profesionales de la salud acceder y gestionar la información del paciente de manera eficiente. Las características clave incluyen:

- Registro Centralizado: Un sistema centralizado que almacena toda la información médica del paciente, incluyendo antecedentes, diagnósticos y tratamientos.
- Acceso en Tiempo Real: Acceso inmediato a los datos del paciente desde cualquier lugar, mejorando la toma de decisiones y la coordinación de la atención.
- Integración con Otros Sistemas: La capacidad de integrarse con otros sistemas de salud, como los sistemas de laboratorio y de imágenes, para proporcionar una visión completa del estado del paciente.

8.1.2 Telemedicina

La telemedicina permite la prestación de atención médica a distancia, utilizando tecnologías de comunicación para conectar a los pacientes con los proveedores de atención. Sus aplicaciones incluyen:

- Consultas Virtuales: Realización de consultas médicas a través de video llamadas, facilitando el acceso a la atención para pacientes en áreas remotas o con movilidad limitada.
- Monitoreo Remoto: Uso de dispositivos para monitorear los signos vitales y otros parámetros de salud de los pacientes en casa, proporcionando datos en tiempo real a los profesionales de salud.

8.1.3 Inteligencia Artificial (IA) y Aprendizaje Automático

La inteligencia artificial y el aprendizaje automático están revolucionando la gestión de calidad en la salud mediante:

- Diagnóstico Asistido por IA: Herramientas que ayudan a los médicos a interpretar datos médicos y a realizar diagnósticos más precisos.
- Análisis Predictivo: Modelos que utilizan datos históricos para prever problemas de salud futuros y para optimizar las estrategias de tratamiento y prevención.

8.2 Herramientas de Información y su Impacto en la Eficiencia

8.2.1 Sistemas de Gestión de Calidad (SGC)

Los Sistemas de Gestión de Calidad (SGC) proporcionan un marco para la planificación, implementación y evaluación de las políticas y procedimientos de calidad. Sus características incluyen:

- Automatización de Procesos: Automatización de tareas administrativas y de gestión, lo que reduce errores y mejora la eficiencia.
- Monitoreo y Reporte: Capacidades para monitorear el desempeño y generar informes detallados sobre la calidad y el cumplimiento.

8.2.2 Herramientas de Análisis de Datos

Las herramientas de análisis de datos permiten a las organizaciones de salud interpretar grandes volúmenes de información para mejorar la calidad de la atención:

- Dashboards: Interfaces visuales que proporcionan información en tiempo real sobre indicadores clave de desempeño, facilitando la toma de decisiones.
- Análisis Predictivo: Herramientas que analizan datos históricos para

predecir tendencias y necesidades futuras en la atención al paciente.

8.2.3 Sistemas de Gestión de Información Clínica

Estos sistemas gestionan la información clínica del paciente y facilitan el acceso a datos relevantes:

- Sistemas de Prescripción Electrónica: Facilitan la prescripción de medicamentos, reduciendo errores y mejorando la seguridad del paciente.
- Sistemas de Información Radiológica: Gestionan imágenes médicas y datos relacionados, permitiendo un acceso rápido y eficiente para los profesionales de la salud.

8.3 Implementación y Optimización de Sistemas Tecnológicos

8.3.1 Planificación de la Implementación

La implementación exitosa de tecnologías en la salud requiere una planificación cuidadosa:

- Evaluación de Necesidades: Identificar las necesidades específicas de la organización y los objetivos que se buscan alcanzar con la nueva tecnología.
- Selección de Tecnología: Evaluar diferentes opciones tecnológicas y seleccionar las que mejor se adapten a los requisitos de la organización.

8.3.2 Capacitación y Soporte

Una implementación efectiva también requiere capacitación y soporte para el personal:

- Capacitación del Personal: Proporcionar formación adecuada para asegurar que el personal se sienta cómodo utilizando la nueva tecnología.
- Soporte Técnico: Establecer un sistema de soporte técnico para resolver problemas y asegurar la continuidad operativa.

8.3.3 Optimización y Mantenimiento

La optimización y el mantenimiento continuo son esenciales para garantizar el rendimiento óptimo de las tecnologías:

- Evaluación Continua: Realizar evaluaciones periódicas para identificar oportunidades de mejora y para asegurar que la tecnología siga cumpliendo con

las necesidades de la organización.
- Actualizaciones y Mejoras: Implementar actualizaciones y mejoras tecnológicas para mantener la relevancia y funcionalidad de los sistemas.

8.4 Tendencias Futuras en Tecnología de Salud

8.4.1 Internet de las Cosas (IoT)

El Internet de las Cosas (IoT) está transformando la forma en que se recopilan y utilizan los datos en el sector salud:

- Dispositivos Portátiles: Relojes y otros dispositivos que monitorean parámetros de salud y envían datos en tiempo real a los proveedores de atención.
- Sensores Ambientales: Sensores que monitorean el entorno del paciente, como la calidad del aire y la temperatura, para mejorar la seguridad y el bienestar.

8.4.2 Realidad Aumentada (AR) y Realidad Virtual (VR)

La realidad aumentada y la realidad virtual tienen aplicaciones prometedoras en la educación y la práctica médica:

- Entrenamiento y Simulación: Utilización de AR y VR para entrenar a profesionales de la salud en procedimientos y técnicas sin riesgo para los pacientes.
- Planificación Quirúrgica: Uso de AR para visualizar y planificar procedimientos quirúrgicos con mayor precisión.

8.4.3 Blockchain en Salud

La tecnología blockchain ofrece nuevas posibilidades para la gestión segura y transparente de datos de salud:

- Seguridad de Datos: Proporciona un registro inmutable y seguro de los datos del paciente, protegiendo la información contra alteraciones y accesos no autorizados.
- Interoperabilidad: Facilita la interoperabilidad entre diferentes sistemas de salud, permitiendo el intercambio seguro y eficiente de información.

La tecnología y las herramientas avanzadas están revolucionando la gestión de calidad en el sector salud, ofreciendo oportunidades para mejorar la eficiencia, la precisión y la seguridad en la atención al paciente. Desde la implementación de sistemas tecnológicos hasta la adopción de tecnologías emergentes, las organizaciones de salud deben mantenerse al tanto de las innovaciones y adaptar sus prácticas para aprovechar al máximo los beneficios de la tecnología. Al hacerlo, pueden mejorar significativamente la calidad de la atención, optimizar los procesos y prepararse para el futuro de la salud digital.

CAPÍTULO 9: INDICADORES DE CALIDAD.

Los indicadores de calidad son fundamentales en la gestión de la atención sanitaria, proporcionando una medida cuantificable del desempeño y los resultados de los servicios de salud. Este capítulo explora en profundidad cómo desarrollar, seleccionar, medir, evaluar, y utilizar indicadores de calidad para mejorar la atención al paciente y la gestión organizacional. También incluye ejemplos para ilustrar cómo estos indicadores se aplican en la práctica.

9.1 Desarrollo y Selección de Indicadores de Calidad

9.1.1 Definición de Indicadores de Calidad

Los indicadores de calidad son métricas utilizadas para evaluar diferentes aspectos de la atención sanitaria. Se dividen en tres categorías principales:

- Indicadores Estructurales: Relacionados con los recursos y la infraestructura disponibles. Ejemplo: La proporción de personal de enfermería con certificaciones avanzadas.
- Indicadores Procesales: Evaluan los procesos de atención, como el cumplimiento de protocolos. Ejemplo: El porcentaje de pacientes que reciben una evaluación preoperatoria completa según las directrices.
- Indicadores de Resultado: Miden los resultados finales de la atención. Ejemplo: La tasa de mortalidad postoperatoria para procedimientos quirúrgicos específicos.

9.1.2 Criterios para la Selección de Indicadores

Seleccionar indicadores efectivos requiere evaluar varios criterios clave:

- Relevancia: Los indicadores deben alinearse con los objetivos de calidad. Ejemplo: Para mejorar la seguridad del paciente, un indicador relevante podría

ser la tasa de infecciones nosocomiales.
- Medibilidad: Los indicadores deben ser cuantificables. Ejemplo: El tiempo promedio de espera en la sala de emergencias puede ser medido en minutos.
- Comparabilidad: Deben permitir comparaciones a lo largo del tiempo o entre instituciones. Ejemplo: Comparar tasas de reingreso hospitalario entre diferentes hospitales.
- Acción: Deben proporcionar información útil para la toma de decisiones. Ejemplo: La satisfacción del paciente con el tiempo de respuesta del personal puede guiar mejoras en la capacitación.

9.1.3 Desarrollo de Indicadores

El desarrollo de indicadores involucra varios pasos:

- Identificación de Áreas Clave: Determinar las áreas críticas. Ejemplo: Identificar que las caídas de pacientes son un área de alta prioridad para la mejora de la seguridad.
- Definición de Métricas: Crear métricas específicas. Ejemplo: Definir que el indicador de caídas será el número de caídas por 1,000 días de paciente.
- Establecimiento de Umbrales: Definir umbrales de desempeño. Ejemplo: Un umbral aceptable para la tasa de infección postoperatoria podría ser menos del 2%.

9.2 Métodos para la Medición y Evaluación del Desempeño

9.2.1 Recolección de Datos

La recolección de datos es esencial para la medición efectiva de los indicadores:

- Fuentes de Datos: Utilizar registros médicos electrónicos, encuestas de pacientes y reportes de eventos adversos. Ejemplo: Usar datos de registros electrónicos para calcular la tasa de complicaciones postoperatorias.
- Herramientas de Recolección: Utilizar herramientas como formularios electrónicos y sistemas de gestión. Ejemplo: Implementar un sistema de gestión de calidad para registrar y analizar datos de encuestas de satisfacción del paciente.

9.2.2 Métodos de Medición

Los métodos de medición incluyen:

- Medición Cuantitativa: Evaluar datos numéricos. Ejemplo: Calcular el

porcentaje de pacientes que reciben el medicamento correcto a tiempo.
- Medición Cualitativa: Evaluar aspectos cualitativos. Ejemplo: Realizar entrevistas con pacientes para evaluar la comunicación del personal médico.

9.2.3 Evaluación del Desempeño

La evaluación del desempeño se basa en la interpretación de los datos recolectados:

- Comparación con Normas: Comparar con estándares. Ejemplo: Comparar la tasa de mortalidad postoperatoria con los estándares nacionales para procedimientos similares.
- Benchmarking: Comparar con otras instituciones. Ejemplo: Comparar la tasa de satisfacción del paciente con hospitales similares en la región.

9.3 Análisis e Interpretación de Indicadores

9.3.1 Análisis de Datos

El análisis de datos incluye:

- Identificación de Tendencias: Analizar para detectar patrones. Ejemplo: Detectar un aumento en la tasa de infecciones nosocomiales durante ciertos meses.
- Segmentación: Analizar datos por subgrupos. Ejemplo: Examinar la tasa de readmisión hospitalaria por grupo de edad para identificar diferencias en el desempeño.

9.3.2 Interpretación de Resultados

La interpretación incluye:

- Contextualización: Considerar el contexto. Ejemplo: Un aumento en la tasa de complicaciones podría ser resultado de la atención a casos más complejos.
- Identificación de Causas: Analizar causas subyacentes. Ejemplo: Si la tasa de errores de medicación es alta, investigar si es debido a fallos en el proceso de prescripción o en la administración.

9.3.3 Informe de Resultados

Los informes deben:

- Presentación Clara: Mostrar resultados de manera comprensible. Ejemplo: Utilizar gráficos y tablas para ilustrar la tasa de cumplimiento de los protocolos.
- Recomendaciones: Incluir acciones basadas en los datos. Ejemplo: Si los datos muestran una alta tasa de caídas, recomendar la implementación de programas de prevención y formación adicional para el personal.

9.4 Uso de Indicadores para la Toma de Decisiones Estratégicas

9.4.1 Desarrollo de Planes de Mejora

Los indicadores son esenciales para desarrollar planes de mejora:

- Identificación de Áreas de Mejora: Usar indicadores para identificar áreas críticas. Ejemplo: Si la tasa de infecciones quirúrgicas es alta, desarrollar un plan para mejorar las prácticas de esterilización y formación del personal.
- Establecimiento de Objetivos: Definir objetivos claros. Ejemplo: Reducir la tasa de reingresos hospitalarios en un 10% en el próximo año.

9.4.2 Monitoreo Continuo

El monitoreo continuo asegura que las mejoras se mantengan:

- Evaluación Periódica: Realizar evaluaciones regulares. Ejemplo: Revisar trimestralmente la tasa de complicaciones para asegurar que las intervenciones están teniendo el efecto deseado.
- Retroalimentación Continua: Proporcionar feedback al personal. Ejemplo: Compartir los resultados de las encuestas de satisfacción con el equipo para fomentar la mejora continua.

9.4.3 Toma de Decisiones Estratégicas

Los indicadores informan la toma de decisiones estratégicas:

- Planificación Estratégica: Usar datos para guiar la planificación. Ejemplo: Basar la expansión de servicios en la demanda identificada a través de los indicadores de satisfacción del paciente.
- Asignación de Recursos: Decidir cómo asignar recursos. Ejemplo: Priorizar la inversión en capacitación del personal en áreas con bajos resultados en la medición de la calidad de atención.

Ejemplos Prácticos

- Ejemplo 1: Indicadores Estructurales

Un hospital en Mazatlán, Sinaloa utiliza el indicador de la proporción de enfermeras con certificaciones avanzadas para evaluar la capacidad del personal. Descubren que la proporción está por debajo del estándar nacional, lo que lleva a una inversión en programas de certificación para mejorar la calidad de la atención.

- Ejemplo 2: Indicadores Procesales

Una clínica en Tecate, Baja California utiliza un indicador de cumplimiento del protocolo de vacunación. El análisis muestra que solo el 80% de los pacientes reciben la vacunación recomendada. La clínica implementa un sistema de recordatorio para aumentar el cumplimiento al 95% en seis meses.

- Ejemplo 3: Indicadores de Resultado

Un hospital en Morelia, Michoacán observa una alta tasa de infecciones postoperatorias. La investigación revela que los procedimientos de esterilización no se estaban siguiendo adecuadamente. Como resultado, se actualizan los protocolos de esterilización y se mejora la formación del personal, reduciendo las infecciones en un 30% en el siguiente año.

Los indicadores de calidad son herramientas vitales para la gestión y mejora de la atención sanitaria. A través del desarrollo y selección adecuados, la medición y evaluación precisa, el análisis e interpretación detallada, y la aplicación efectiva en la toma de decisiones estratégicas, las organizaciones de salud pueden mejorar continuamente la calidad de la atención que ofrecen. Integrar estos indicadores en la gestión de calidad permite a las organizaciones adaptarse a los cambios, optimizar procesos, y asegurar resultados óptimos para los pacientes.

CAPÍTULO 10: GESTIÓN DE RECURSOS.

La gestión de recursos en el sector de la salud es crucial para garantizar que los servicios se proporcionen de manera efectiva, eficiente y sostenible. Este capítulo explora las estrategias para la gestión eficaz de recursos humanos, financieros y materiales, la optimización de procesos y asignación de recursos, la evaluación del impacto en la calidad, y la planificación y presupuestación para la calidad en salud. Incluye ejemplos prácticos para ilustrar cómo se aplican estas estrategias en la práctica.

10.1 Estrategias para la Gestión Eficaz de Recursos

10.1.1 Gestión de Recursos Humanos

La gestión de recursos humanos implica asegurar que el personal esté bien capacitado, motivado y distribuido de manera eficiente. Las estrategias incluyen:

- Reclutamiento y Selección: Asegurar que el proceso de contratación sea riguroso y efectivo. Ejemplo: Un hospital implementa un proceso de selección basado en competencias para contratar enfermeras con habilidades específicas para la atención crítica.

- Capacitación y Desarrollo: Ofrecer formación continua para mantener y mejorar las habilidades del personal. Ejemplo: Un centro de salud organiza talleres trimestrales de actualización en nuevas técnicas y tecnologías médicas para su personal médico.

- Evaluación del Desempeño: Realizar evaluaciones regulares del desempeño para identificar áreas de mejora y desarrollo. Ejemplo: Un sistema de evaluación de 360 grados permite recibir retroalimentación del personal sobre líderes y colegas para mejorar la dinámica del equipo y la calidad del servicio.

10.1.2 Gestión de Recursos Financieros

La gestión financiera es esencial para mantener la estabilidad económica y asegurar la sostenibilidad. Las estrategias incluyen:

- Presupuestación: Desarrollar presupuestos detallados y realistas para planificar los gastos. Ejemplo: Un hospital elabora un presupuesto anual que asigna recursos a diferentes departamentos, asegurando que las áreas críticas, como emergencias y cuidados intensivos, reciban el financiamiento necesario.

- Control de Costos: Implementar mecanismos para controlar y reducir costos sin comprometer la calidad. Ejemplo: Un centro médico revisa y renegocia contratos con proveedores para obtener mejores precios en suministros y equipos, reduciendo los costos operativos.

- Análisis Financiero: Realizar análisis financieros periódicos para evaluar el rendimiento económico. Ejemplo: Un análisis de flujo de efectivo permite a una clínica ajustar su estrategia de ingresos y gastos para enfrentar fluctuaciones estacionales en la demanda de servicios.

10.1.3 Gestión de Recursos Materiales

La gestión de recursos materiales asegura que los equipos, suministros y tecnologías estén disponibles y sean utilizados eficientemente. Las estrategias incluyen:

- Inventario y Abastecimiento: Mantener un inventario adecuado y gestionar el abastecimiento de manera efectiva. Ejemplo: Un hospital utiliza un sistema de gestión de inventario basado en software para monitorear los niveles de suministros médicos y realizar pedidos automáticos antes de que se agoten.

- Mantenimiento y Reparación: Asegurar el mantenimiento regular y la reparación de equipos médicos. Ejemplo: Un centro de diagnóstico tiene un programa de mantenimiento preventivo para sus equipos de imagenología, reduciendo fallos inesperados y prolongando la vida útil del equipo.

- Optimización del Espacio: Utilizar el espacio de manera eficiente para mejorar la operativa. Ejemplo: Una clínica reorganiza el diseño de su sala de espera para mejorar el flujo de pacientes y reducir los tiempos de espera.

10.2 Optimización de Procesos y Asignación de Recursos

10.2.1 Análisis de Procesos

Optimizar los procesos implica analizar y mejorar cómo se realizan las tareas diarias. Las estrategias incluyen:

- Mapeo de Procesos: Crear diagramas de flujo para visualizar y analizar procesos. Ejemplo: Un hospital mapea el proceso de admisión de pacientes para identificar cuellos de botella y mejorar la eficiencia en el registro y la asignación de camas.

- Rediseño de Procesos: Implementar cambios en los procesos para mejorar la eficiencia. Ejemplo: Una clínica rediseña el proceso de gestión de citas para permitir reservas en línea, reduciendo las llamadas telefónicas y mejorando la accesibilidad para los pacientes.

- Automatización: Introducir tecnología para automatizar tareas repetitivas. Ejemplo: Un sistema de gestión de pacientes automatiza el envío de recordatorios de citas y la recopilación de información previa a la consulta.

10.2.2 Asignación de Recursos

La asignación eficaz de recursos implica distribuir los recursos disponibles de manera que maximicen los resultados. Las estrategias incluyen:

- Priorización de Recursos: Asignar recursos según las necesidades y prioridades. Ejemplo: En un período de alta demanda de servicios de emergencia, un hospital prioriza la asignación de personal y equipo a la sala de emergencias.

- Evaluación del Desempeño de Recursos: Analizar cómo se están utilizando los recursos. Ejemplo: Revisar el uso de salas de operación y tiempos de inactividad para optimizar la programación y mejorar la utilización del equipo.

- Planificación de la Capacidad: Planificar la capacidad para manejar la demanda futura. Ejemplo: Un centro de salud realiza proyecciones de demanda de servicios para planificar la expansión de instalaciones y contratación de personal.

10.3 Evaluación del Impacto de la Gestión de Recursos en la Calidad

10.3.1 Medición del Impacto en la Calidad

Evaluar cómo la gestión de recursos afecta la calidad de la atención es crucial para asegurar la efectividad. Las estrategias incluyen:

- Análisis de Resultados de Calidad: Relacionar los resultados de calidad con la gestión de recursos. Ejemplo: Evaluar si las inversiones en formación del personal y actualización de equipos se correlacionan con mejoras en los resultados clínicos y la satisfacción del paciente.

- Encuestas de Satisfacción: Recoger retroalimentación de pacientes y personal para evaluar el impacto de la gestión de recursos. Ejemplo: Realizar encuestas para medir la satisfacción con el tiempo de espera y la calidad de la atención después de implementar mejoras en la gestión de recursos.

- Estudios de Caso: Realizar estudios de caso para analizar el impacto de la gestión de recursos en situaciones específicas. Ejemplo: Analizar cómo la implementación de un nuevo sistema de gestión de inventario ha afectado la eficiencia en el suministro de medicamentos.

10.3.2 Mejora Continua

La mejora continua se basa en la evaluación y ajuste constante de la gestión de recursos. Las estrategias incluyen:

- Revisión Periódica: Realizar revisiones periódicas de la gestión de recursos para identificar áreas de mejora. Ejemplo: Revisar anualmente el rendimiento financiero y operativo para ajustar estrategias y procesos.

- Implementación de Mejoras: Aplicar cambios basados en la evaluación del impacto. Ejemplo: Si se identifica que la formación del personal ha reducido los errores médicos, expandir los programas de capacitación a otras áreas.

- Innovación en Gestión de Recursos: Adoptar nuevas tecnologías y enfoques para mejorar la gestión. Ejemplo: Implementar tecnologías emergentes, como la inteligencia artificial para la optimización del personal y la predicción de la demanda de servicios.

10.4 Planificación y Presupuestación para la Calidad en Salud

10.4.1 Planificación Estratégica

La planificación estratégica asegura que los recursos se alineen con los objetivos a largo plazo. Las estrategias incluyen:

- Desarrollo de Planes a Largo Plazo: Crear planes que alineen los recursos con los objetivos de calidad. Ejemplo: Un hospital desarrolla un plan estratégico a cinco años para expandir servicios y mejorar la infraestructura en función de la demanda proyectada y los objetivos de calidad.

- Análisis de Riesgos: Identificar y planificar para riesgos futuros que puedan afectar la calidad. Ejemplo: Evaluar los riesgos financieros y operativos asociados con la introducción de nuevas tecnologías y desarrollar estrategias de mitigación.

10.4.2 Presupuestación

La presupuestación es crucial para asignar recursos de manera efectiva y sostenible. Las estrategias incluyen:

- Presupuesto Basado en Actividades: Crear presupuestos basados en las actividades y servicios específicos. Ejemplo: Asignar fondos específicos para la mejora de la atención en unidades críticas y programas de prevención de infecciones.

- Monitoreo y Ajuste del Presupuesto: Realizar seguimiento continuo y ajustar según sea necesario. Ejemplo: Ajustar el presupuesto trimestralmente en función de los resultados financieros y el desempeño operativo.

- Evaluación del Retorno de la Inversión: Medir el retorno de la inversión para las mejoras en la calidad. Ejemplo: Evaluar el impacto de las inversiones en nuevas tecnologías en términos de eficiencia operativa y resultados clínicos.

Ejemplos Prácticos

- Ejemplo 1: Gestión de Recursos Humanos
Un hospital en Guadalajara, Jalisco implementa un programa de rotación de personal para asegurar que todos los enfermeros reciban experiencia en diferentes áreas críticas. Esto mejora la flexibilidad y capacidad de respuesta del personal, resultando en una reducción de los tiempos de espera para los pacientes.

- Ejemplo 2: Gestión de Recursos Financieros
Una clínica en Ensenada de atención primaria introduce un sistema de seguimiento de costos para identificar y reducir gastos innecesarios en

suministros. Esto permite a la clínica liberar fondos para mejorar los servicios y aumentar la satisfacción del paciente.

- Ejemplo 3:

Gestión de Recursos Materiales
Un hospital en Culiacán, Sinaloa implementa un sistema de automatización para el control de inventario de medicamentos, lo que reduce el desperdicio y asegura que los medicamentos críticos estén siempre disponibles. Esto resulta en una mejora en la capacidad de respuesta y en la reducción de costos.

- Ejemplo 4: Optimización de Procesos
Un centro de salud en Tijuana, Baja California revisa y simplifica el proceso de admisión de pacientes, reduciendo el tiempo de espera promedio en un 20%. La nueva eficiencia permite atender a más pacientes y mejora la experiencia general del paciente.

- Ejemplo 5: Planificación y Presupuestación
Un hospital en Hermosillo, Sonora realiza un análisis detallado de la demanda de servicios y planifica la expansión de su sala de emergencias. La inversión en infraestructura y personal está respaldada por un presupuesto estratégico que asegura la sostenibilidad y la mejora de la calidad de la atención.

La gestión de recursos es fundamental para garantizar que los servicios de salud se brinden de manera efectiva y eficiente. A través de la gestión adecuada de los recursos humanos, financieros y materiales, la optimización de procesos y la planificación estratégica, las organizaciones de salud pueden mejorar la calidad de la atención, asegurar la sostenibilidad económica y responder de manera efectiva a las necesidades de los pacientes. La integración de estas estrategias en la práctica diaria permite a las organizaciones de salud mantenerse competitivas y proporcionar un servicio de alta calidad.

20 RECOMENDACIONES PRÁCTICAS PARA LA ALTA DIRECCIÓN.

1. Importancia de los Estándares y Normativas

Los estándares y normativas en salud son fundamentales para garantizar una atención sanitaria segura y de alta calidad. Su implementación rigurosa asegura que los servicios médicos se alineen con los mejores estándares disponibles, protegiendo a los pacientes y promoviendo la consistencia en la atención. Al cumplir con estos estándares, las organizaciones de salud pueden minimizar errores y mantener altos niveles de calidad en la atención.

2. Evaluación y Monitoreo Continuo

La evaluación y el monitoreo continuo son cruciales para mantener y mejorar la calidad en la atención sanitaria. Estos procesos permiten identificar áreas de mejora y garantizar el cumplimiento de los estándares, mediante auditorías y análisis de datos que facilitan la detección de desviaciones y la implementación de medidas correctivas oportunas. Esto asegura que la calidad de la atención se mantenga alta y se ajuste a las necesidades cambiantes.

3. Mejora Continua como Proceso Integral

La mejora continua debe ser un proceso integral y parte de la cultura organizacional para lograr la excelencia en la atención sanitaria. Promover una mentalidad de mejora constante entre el personal, a través de la aplicación de cambios basados en datos y la cultura de calidad, asegura que se busque siempre la optimización de procesos y resultados, beneficiando así la calidad de la atención y la satisfacción del paciente.

4. Seguridad del Paciente como Prioridad

La seguridad del paciente debe ser una prioridad en todas las prácticas clínicas y administrativas para prevenir errores y eventos adversos. Implementar estrategias de seguridad, como protocolos de prevención de infecciones y prácticas de seguridad del paciente, ayuda a minimizar riesgos y asegura una atención segura, protegiendo tanto a los pacientes como al personal.

5. Formación y Capacitación Continua

La formación y capacitación continua del personal son esenciales para mantener la competencia y asegurar la implementación efectiva de prácticas actuales. Ofrecer programas de capacitación regulares garantiza que el personal esté actualizado con los últimos avances y mejores prácticas, mejorando la calidad de la atención y fomentando un ambiente de trabajo motivado y competente.

6. Gestión de Riesgos Proactiva

La gestión de riesgos proactiva es crucial para identificar y mitigar problemas antes de que se conviertan en incidentes graves. Adoptar un enfoque proactivo permite anticipar y abordar posibles riesgos, reduciendo la probabilidad de eventos adversos y mejorando la seguridad general del paciente mediante el desarrollo de planes de contingencia y una revisión continua de los procesos.

7. Satisfacción del Paciente como Indicador Clave

La satisfacción del paciente es un indicador clave de la calidad de la atención y debe ser monitoreada y mejorada constantemente. Medir y analizar la satisfacción proporciona información valiosa sobre la experiencia del paciente y la efectividad de los servicios, permitiendo a las organizaciones identificar áreas de mejora y ajustar los servicios para satisfacer mejor las expectativas del paciente.

8. Tecnología y Herramientas como Facilitadores

La tecnología y las herramientas adecuadas son facilitadores esenciales para mejorar la eficiencia, precisión y calidad en la atención sanitaria. La integración de tecnologías emergentes, como sistemas de registros médicos electrónicos y herramientas de gestión de calidad, optimiza los procesos y facilita la toma de decisiones, mejorando así la atención al paciente y la eficiencia operativa.

9. Indicadores de Calidad para la Evaluación del Desempeño

Los indicadores de calidad son herramientas vitales para medir y evaluar el desempeño en la atención sanitaria, proporcionando una base para la mejora continua. Seleccionar y analizar estos indicadores permite a las organizaciones monitorear aspectos críticos, como los resultados clínicos y la satisfacción del paciente, y guiar las estrategias de calidad y toma de decisiones hacia la mejora continua.

10. Gestión Eficaz de Recursos Humanos

La gestión eficaz de recursos humanos es esencial para asegurar que el personal esté capacitado, motivado y distribuido de manera óptima. Implementar estrategias adecuadas de reclutamiento, capacitación y evaluación del desempeño contribuye a una atención de calidad y a un ambiente de trabajo positivo, asegurando que el personal sea competente y eficiente en sus roles.

11. Control y Optimización de Recursos Financieros

El control y la optimización de los recursos financieros son esenciales para mantener la estabilidad económica y garantizar la sostenibilidad de los servicios de salud. Desarrollar presupuestos realistas, controlar costos y realizar análisis financieros periódicos permite gestionar eficazmente los recursos financieros, asegurando que se utilicen de manera efectiva para mejorar la atención y expandir los servicios.

12. Gestión de Recursos Materiales para Eficiencia Operativa

La gestión eficaz de los recursos materiales, incluyendo equipos y suministros, es fundamental para mantener la eficiencia operativa y la calidad de la atención. Mantener un inventario adecuado, realizar un mantenimiento regular y optimizar el uso del espacio garantiza que los materiales y equipos estén disponibles y en buen estado, reduciendo interrupciones en el servicio y mejorando la capacidad de respuesta.

13. Optimización de Procesos para Mejorar la Eficiencia

La optimización de procesos es clave para mejorar la eficiencia y efectividad en la prestación de servicios de salud. Analizar y rediseñar los procesos operativos permite eliminar ineficiencias, automatizar tareas y mejorar el flujo de trabajo, resultando en una atención más rápida y de mayor calidad que beneficia tanto a los pacientes como al personal.

14. Evaluación del Impacto en la Calidad

Evaluar el impacto de la gestión de recursos en la calidad de la atención es esencial para asegurar que los cambios y mejoras se traduzcan en beneficios tangibles. Medir cómo las estrategias de gestión afectan los resultados clínicos y la satisfacción del paciente permite ajustar las prácticas y maximizar los beneficios, identificando áreas de éxito y oportunidades para futuras mejoras.

15. Planificación Estratégica para la Sostenibilidad

La planificación estratégica es fundamental para asegurar la sostenibilidad y efectividad a largo plazo de los servicios de salud. Desarrollar planes estratégicos que alineen los recursos con los objetivos a largo plazo ayuda a enfrentar desafíos futuros y mantenerse competitiva, incluyendo la evaluación de riesgos y la adaptación a cambios en el entorno de salud.

16. Presupuestación Basada en Actividades

La presupuestación basada en actividades permite asignar recursos de manera más precisa y efectiva, mejorando la gestión financiera. Crear presupuestos que reflejen actividades y servicios específicos asegura una distribución adecuada de fondos, facilitando la identificación de áreas para ajustes y mejoras en la eficiencia.

17. Monitoreo y Ajuste del Presupuesto

El monitoreo continuo y el ajuste del presupuesto son esenciales para adaptar las finanzas a las necesidades cambiantes y mantener la estabilidad económica. Realizar un seguimiento periódico y ajustar el presupuesto según sea necesario permite a las organizaciones responder a cambios en la demanda y en los costos, asegurando que los recursos se utilicen de manera efectiva.

18. Implementación de Mejoras Basadas en Evaluaciones

Implementar mejoras basadas en evaluaciones de desempeño y resultados asegura que los cambios sean efectivos y beneficien la calidad de la atención. Utilizar los resultados de las evaluaciones para guiar la implementación de mejoras permite realizar ajustes informados, contribuyendo a un ciclo continuo de mejora y optimización.

19. Innovación en Gestión de Recursos

La innovación en la gestión de recursos es crucial para adaptarse a nuevas tendencias y tecnologías, mejorando la eficiencia y calidad en la atención sanitaria. Adoptar tecnologías emergentes y enfoques innovadores permite a las organizaciones de salud mejorar sus procesos, reducir costos y ofrecer una atención de mayor calidad, siempre que se acompañe de capacitación y evaluación adecuada.

20. Integración de Estrategias de Calidad

Integrar estrategias de calidad en todos los aspectos de la gestión de recursos asegura una atención sanitaria coherente, eficiente y de alta calidad. Coordinar y alinear las estrategias en la gestión de recursos humanos, financieros y materiales garantiza que todos los componentes de la organización trabajen hacia los mismos objetivos, mejorando la cohesión, eficiencia y calidad global de los servicios de salud.

BIBLIOGRAFÍA.

Libros

1. Avedis Donabedian, "Evaluating the Quality of Medical Care" (1966).

Un texto seminal que introduce el modelo de evaluación de calidad basado en la estructura, el proceso y los resultados en la atención médica.

2. James A. Kiser, "Total Quality Management in Healthcare" (1997).

Ofrece una visión general de la gestión de calidad total en el sector de la salud, incluyendo estrategias y herramientas para la mejora continua.

3. Larry W. Shaw, "Healthcare Quality Management: Theory and Practice" (2012).

Un enfoque integral sobre la gestión de calidad en la atención sanitaria, incluyendo principios teóricos y aplicaciones prácticas.

4. Donabedian, A., "The Quality of Care: How Can It Be Assessed?" (1992).

Proporciona un marco detallado para la evaluación de la calidad en los servicios de salud.

5. William A. Hyman, "Patient Safety and Quality Improvement: A Guide for Health Care Professionals" (2014).

Explora estrategias y prácticas para mejorar la seguridad del paciente y la calidad en la atención sanitaria.

Artículos Académicos

1. "The Role of Quality Indicators in Healthcare Improvement"**, *Journal of Healthcare Management*, vol. 58, no. 3 (2013): 211-220.

Un análisis sobre cómo los indicadores de calidad son utilizados para mejorar la atención sanitaria.

2. "Strategies for Continuous Quality Improvement in Healthcare Organizations", Health Services Research, vol. 48, no. 4 (2013): 1365-1383.

Examina las estrategias efectivas para implementar la mejora continua en las organizaciones de salud.

3. "The Impact of Technology on Healthcare Quality and Safety", Journal of Medical Systems, vol. 37, no. 4 (2013): 1-10.

Analiza cómo la tecnología y las herramientas emergentes afectan la calidad y seguridad en la atención sanitaria.

4. "Managing Risk in Healthcare: Best Practices and Lessons Learned", Health Affairs, vol. 29, no. 5 (2010): 1004-1011.

Proporciona una revisión de las mejores prácticas en la gestión de riesgos en el sector salud.

5. "Patient Satisfaction and Quality of Care: A Systematic Review", The Journal of Quality Improvement, vol. 42, no. 6 (2017): 388-396.

Revisión sistemática de la relación entre la satisfacción del paciente y la calidad de la atención.

Normativas y Directrices

1. International Organization for Standardization (ISO), "ISO 9001:2015 – Quality Management Systems" (2015).

Estándar internacional para sistemas de gestión de calidad, aplicable a diversas industrias, incluyendo la salud.

2. Joint Commission, "The Joint Commission Accreditation Standards" (2023).

Normas y directrices para la acreditación de organizaciones de salud, enfocadas en la calidad y seguridad del paciente.

3. Centers for Medicare & Medicaid Services (CMS), "Quality Reporting Program: Overview" (2023).

Directrices y requisitos para la presentación de informes de calidad en los programas de Medicare y Medicaid.

4. World Health Organization (WHO), "Global Strategy on Human Resources for Health: Workforce 2030" (2016).

Estrategia global para el desarrollo y gestión de los recursos humanos en salud.

5. National Institute for Health and Care Excellence (NICE), "NICE Guidelines" (2023).

Directrices y recomendaciones basadas en evidencia para mejorar la calidad de la atención sanitaria en el Reino Unido.

Recursos en Línea

1. Agency for Healthcare Research and Quality (AHRQ), "Patient Safety Network"

[AHRQ Patient Safety Network](https://psnet.ahrq.gov)

Recurso en línea que proporciona información sobre prácticas de seguridad del paciente y gestión de riesgos.

2. Institute for Healthcare Improvement (IHI), "Quality Improvement Essentials"

[Institute for Healthcare Improvement](http://www.ihi.org)

Recursos y herramientas para la mejora continua y la gestión de calidad en la atención sanitaria.

3. The Beryl Institute, "Patient Experience Resources"

[The Beryl Institute](https://www.theberylinstitute.org)

Recursos sobre la experiencia del paciente y estrategias para mejorar la satisfacción y calidad en la atención.

4. PubMed, "Search for Healthcare Quality Articles"

[PubMed](https://pubmed.ncbi.nlm.nih.gov)

Base de datos de artículos académicos y revisiones sobre calidad en salud, gestión de riesgos y tecnología.

5. HealthIT.gov, "Health Information Technology Resources"

[HealthIT.gov](https://www.healthit.gov)

Información y recursos sobre la implementación y optimización de tecnologías de salud.

ACERCA DEL AUTOR

Durante la carrera profesional del autor ha participado en distintos puestos gubernamentales y en la medicina privada en México, desempeñándose como Director General Hospital Médica de la Ciudad Mexicali, Titular del Departamento de Acción Comunitaria del IMSS Bienestar en Baja California, Médico Operativo en el IMSS, Jefe Estatal del Departamento de Modelo y Garantía de Atención al Beneficiario del REPSS BC, Docente en Universidad del Valle de México, Universidad Xochicalco y UABC, por mencionar algunos casos.

Como parte de su formación profesional, el autor es Médico egresado de la Universidad Autónoma de Baja California, Facultad de Medicina Mexicali, Maestro en Gestión Directiva de Instituciones de Salud, cuenta con un Master of Science in Health Administration, Doctor en Salud Pública, Cursante de la Especialidad en Sistemas de Calidad (UNAM), Auditor Líder Integral de Sistemas de Gestión HSEQ Certificado en ISO 9001:2015, ISO 14001:2015, ISO 45001:2018 E ISO 19011:2018.

Actualmente reside en la ciudad de Mexicali, Baja California.